BEI GRIN MACHT SICH IHR WISSEN BEZAHLT

- Wir veröffentlichen Ihre Hausarbeit, Bachelor- und Masterarbeit

- Ihr eigenes eBook und Buch - weltweit in allen wichtigen Shops

- Verdienen Sie an jedem Verkauf

Jetzt bei www.GRIN.com hochladen und kostenlos publizieren

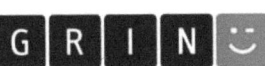

Zur Psychologie des Gesundheitsverhaltens

K. Becker

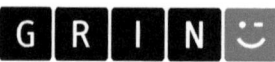

Bibliografische Information der Deutschen Nationalbibliothek:

Die Deutsche Nationalbibliothek verzeichnet diese Publikation in der Deutschen Nationalbibliografie; detaillierte bibliografische Daten sind im Internet über http://dnb.d-nb.de abrufbar.

ISBN: 9783346674906
Dieses Buch ist auch als E-Book erhältlich.

© GRIN Publishing GmbH
Nymphenburger Straße 86
80636 München

Druck und Bindung: Books on Demand GmbH, Norderstedt Germany
Gedruckt auf säurefreiem Papier aus verantwortungsvollen Quellen

Das vorliegende Werk wurde sorgfältig erarbeitet. Dennoch übernehmen Autoren und Verlag für die Richtigkeit von Angaben, Hinweisen, Links und Ratschlägen sowie eventuelle Druckfehler keine Haftung.

Das Buch bei GRIN: https://www.grin.com/document/1245608

Deutsche Hochschule für

Prävention und Gesundheitsmanagement

Hermann Neuberger Sportschule 3

66123 Saarbrücken

Einsendeaufgabe

Fachmodul:	Psychologie des Gesundheitsverhaltens
Studiengang:	Gesundheitsmanagement - Bachelor (BGM)
Datum Präsenzphase:	04 – 06.03.2019
Studienort:	**Düsseldorf**
Semester:	**Wintersemster 2018**

Inhaltsverzeichnis

1 Selbstwirksamkeitserwartung

1.1 Definition Selbstwirksamkeitserwartung

Die Selbstwirksamkeitserwartung, oder auch Kompetenzerwartung, ist „die subjektive Überzeugung, schwierige Aufgaben oder Lebensprobleme auf Grund eigener Kompetenz bewältigen zu können" (Schwarzer, 1998, S. 159).

Nach Bandura steuert die Selbstwirksamkeitserwartung im Zusammenspiel mit der Ergebniserwartung das Verhalten. Die „Wirksamkeitsüberzeugungen" (efficacy expectations) bezieht sich auf die Einschätzung der eigenen Fähigkeit und die „Ergebniserwartungen" (outcome expectations) bezeichnet die subjektiven Einschätzungen über die möglichen Konsequenzen sind, die mit diesem Verhalten verknüpft sind (Bandura, 1977, S. 21).

Die Auswahl, eine schwierige Situation zu bewältigen zu wollen, hängt nach Bandura (1997; zitiert nach Schwarzer, 2004, S.21) von drei Variablen ab: Niveau, Allgemeinheitsgrad und Gewissheit. Das Niveau bezieht sich auf die Schwierigkeit der anknüpfenden Handlung. Der Allgemeinheitsgrad meint die diversen Situationen, in der die Selbstwirksamkeit gefordert wird. Hinzu kommt die Gewissheit der eigenen Handlungskompetenzen, die vorhanden sein muss, damit eine schwierige Handlung ausgeführt werden kann.

Gestärkt wird die Selbstwirksamkeit durch eigene und stellvertretende Erfahrungen, sprachlichen Überzeugungen und Wahrnehmungen der eigener Gefühlserregung. Durch „das Setzen von Nahzielen und die Unterstützung von Bewältigungsstrategien sowie eine motivational günstige Selbstbewertung" wird die Selbstwirksamkeitserwartung aufgebaut und positiv erlebt (Jerusalem & Hopf, 2002, S. 10).

Daraus lässt sich schlussfolgern, dass eine negative Selbstbewertung und Wahrnehmung der eigenen Gefühlserregung, ebenso wie das Fehlen von Bewältigungsstrategien und Motivationen die Selbstwirksamkeitserwartung senken kann.

1.2 Messung der Selbstwirksamkeitserwartung

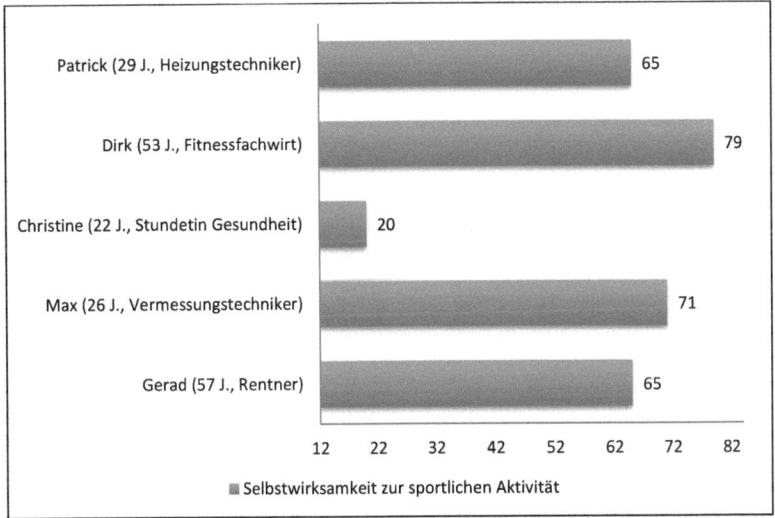

Abbildung 1: SSA-Skala Selbstwirksamkeit zur sportlichen Aktivität (modifiziert nach Fuchs & Schwarzer, 1994, S. 146)

Das Balkendiagramm zeigt die SSA-Skala beziehungsweise „Selbstwirksamkeit zur sportlichen Aktivität", die nach Fuchs & Schwarzer 1994 modifiziert wurde.

Die Skala umfasst fünf Teilnehmer, denen jeweils einen individuellen Wert zugeordnet. Diese Personen sind durch grünen Balken auf der y-Achse dargestellt. Die x-Achse gibt den dazugehörigen Score der Selbstwirksamkeit zur sportlichen Aktivität an, der bei 12 beginnt und mit einem Maximalwert von 84 endet.

Der Teilnehmer Dirk hat mit 79 von 84 den höchsten Wert, dicht gefolgt von Max, der 71 Punkte erreicht hat. Beide besitzen eine außerordentlich hohe Selbstwirksamkeit im Bezug zu sportlichen Aktivitäten. Den niedrigsten Wert weißt die Teilnehmerin Christine auf, die lediglich 20 Punkte erreicht. Damit lässt sich eine niedrige sportliche Selbstwirksamkeit ablesen.

Auffällig ist, dass die Selbstwirksamkeit nicht altersabhängig ist. Sowohl der 26 Jahre alte Max, wie auch der 59 Jahre alte Teilnehmer Dirk haben einen hohen Wert. Ebenso wenig ist der Beruf ausschlaggebend. Die Studentin Christine wie auch der Fitnessfachwirt Dirk beschäftigen sich beruflich mit dem Thema Gesundheit und Bewegung, haben deutliche Unterschiede in der Ausprägung der sportlichen Selbstwirksamkeit.

Die Begründung einer hohen oder niedrigen Selbstwirksamkeit beruht daher nach Bandura auf die eigene individuelle Selbstwirksamkeitserwartung. Diese ist bei der Teilnehmerin Christine besonders niedrig, und äußert sich in der alltäglichen Motivation und Volition hinsichtlich ihres Sportverhaltens. Das vermutlich zu hohe Niveau, beziehungsweise die Schwierigkeit der auszuübenden Sportaktivität, ebenso wie die niedrige Gewissheit die Aktivität unter besonderen Umständen auch zu verwirklichen, senkt die Selbstwirksamkeitserwartung. Demnach ist Christine dem Sport schneller abgeneigt, die Anstrengungsbereitschaft und die Ausdauer der Bewältigung einer sportlichen Anforderung ist bei ihr sehr niedrig (1997; zitiert nach Schwarzer, 2004, S. 21).

Zurück führen lässt sich eine niedrige Selbstwirksamkeitserwartung anhand voran gegangener negativer direkter, indirekter und symbolischer Erfahrungen hinsichtlich Erfolge, Beobachtungen oder Mitteilungen durch andere Personen. Auch eine negative Gefühlerregung kann Einfluss auf die Selbstwirksamkeitserwartung haben (Bandura, 1997; zitiert nach Schwarzer, 2004, S.20).

Voraussagend ist an zu nehmen, dass eine hohe Selbstwirksamkeitserwartung notwendig ist um einer schädliche Verhaltensweise entgegen zu wirken und um eine gesundheitsförderliche Aktivität, wie zum Beispiel Sport, aufrechtzuerhalten.

1.3 Vergleich zweier Studien zum Thema Selbstwirksamkeit

Tabelle 1 Vergleich der Studien zur Selbstwirksamkeit von Dohnke et al (2006) mit Schneider & Rief (2007)

	Studie 1: Dohnke et al. (2006)	Studie 2: Schneider & Rief (2007)
Fragestellung(en)	Wie beeinflusst die Ergebnis- und Selbstwirksamkeitserwartungen die Ergebnisse einer Rehabilitation nach Hüftgelenkersatz?	Führen Therapieerfolge in Schmerzbewältigung zur Steigerung der Selbstwirksamkeitserwartungen und was sind die Erfolge in diesen Bereichen?
Stichprobe	1065 Patienten nach dem Hüftgelen-	316 Patienten mit somatoformer Schmerz-

5

	kersatz	störung vor und nach der stationären psychosomatischen Rehabilitation
Materialien/ Test	Fragebogen	Fragebogen
Untersuchungsdesign	Prospektive Quer- und Längsschnittanalysen	Feldstudie
Hauptergebnisse	• Längsschnittanalyse: Je positiver und höher ihre Ergebnis- und Selbstwirksamkeitserwartungen zu Reha-Beginn waren, desto besser waren die Reha-Ergebnisse. • Querschnittanalyse: Je besser der körperliche Gesundheitsstand, Erfahrungen, emotionales Wohlbefinden war, desto höher sind beide Erwartungstypen.	• Den stärksten direkten Effekt hat eine Reduktion der schmerzbedingten und allgemeinpsychischen Beeinträchtigungen • Den stärksten Gesamteffekt hat die Verbesserung der Schmerzbewältigungsstrategien. • Die Selbstwirksamkeitserwartung ändert sich abhängig von der Veränderung der erlebten Beeinträchtigung und Schmerzbewältigungsstrategie.

Beide Studien untersuchen auf unterschiedlicher Weise das Zusammenspiel und die Beeinflussung der Ergebnis- und Selbstwirksamkeitserwartung. Anhand von Fragebögen haben beide Studien ihre Ergebnisse ausgewertet und analysiert.

Bei einem Vergleich beider wird sichtbar, dass eine unterschiedliche Anzahl von Patienten zur Erhebung der Hauptergebnisse verwendet wurde. Neben dem Untersuchungsdesign sind auch die Ergebnisse unterschiedlich ausgefallen.

Bei Studie 1 wurde die Ergebniserwartung „durch die Höhe der Selbstwirksamkeitserwartung beeinflusst: Patienten, die überzeugt waren, ihre Beschwerden verringern zu können, schienen auch bessere Ergebnisse zu erwarten" (Dohnke, 2006, S.18).

Wohingegen Studie 2 ein gegenteiliges Ergebnis erlangt hat. Hier erleben die Patienten mit somatoformer Schmerzstörung eine Veränderung der Selbstwirksamkeit aufgrund der erlebten erfolgreichen Schmerzbewältigungsstrategien (Schneider & Rief, 2007, S. 46).

Die kritische Bilanz beider Studien im Vergleich ist, dass beide Studien einen anderen Standpunkt vertreten. Das Fazit von Studie 1 ist, dass je höher die Selbstwirksamkeitserwartung war, desto höher war die Ergebniserwartung. Dagegen bedingt bei Studie 2 die Ergebniserwartung positiv die Selbstwirksamkeitserwartung.

2 Literaturrecherche Suchterkrankungen

2.1 Definition Suchterkrankung

Das Bundesgesundheitsministerium für Gesundheit definiert 2018 Sucht nicht nur als Abhängigkeitserkrankung, sonder als „die Gesamtheit von riskanten, missbräuchlichen und abhängigen Verhaltensweisen in Bezug auf Suchtmittel (legale wie illegale) sowie nichtstoffgebundene Verhaltensweisen (wie Glücksspiel und pathologischer Internetgebrauch)." Dabei betrifft die Suchterkrankung nicht nur die Abhängige Person selbst, sonder ebenso dessen soziales Umfeld (Bundesgesundheitsministerium für Gesundheit, 2018).

Bestätigt wird eine Abhängigkeit, wenn ein übermäßig starkes Verlangen einer Substanz oder eines Verhaltens, und demnach auch ein schädlicher Gebrauch, feststellbar sind. Eine Toleranzentwicklung und Entzugssymptome werden hierbei im Nachhinein sichtbar. Diese Entzugssymptome versucht ein Suchterkrankter während einer Abhängigkeit mittels übermäßigen Substanzgebrauchs entgegen zu wirken. Dies kann zu einer verminderten Kontrolle des eigenen Verhaltens, oder auch zu einem kompletten Kontrollverlust führen. Beispielhaft hierfür ist die Vernachlässigung anderer Interessen (Kretz & Teufel, 2006, S. 290).

2.2 Theoretische Grundlagen der Sucht

Nach Kretz und Teufel ist für die Entstehung und Beibehaltung einer Abhängigkeit die psychosozialen, biologischen und genetischen Faktoren verantwortlich (2006, S. 290).

Unser Belohnungssystem arbeitet mit dem Hormon Dopamin, das ausgeschüttet uns dazu veranlasst, unsere Grundbedürfnisse zu verfolgen, und steuert damit unser Wohlbefinden. Die Suchtstoffe bewirken eine gesteigerte Freisetzung des Hormons Dopamin. Die erhöhte Freisetzung ist auf die Blockade des hemmenden Transmittersystems zurück zu führen. Die erhöhte Dopamin-Ausstoßung führt dazu, dass das Suchtverhalten aufrecht gehalten wird, um das gewollte Wohlbefinden zu erzeugen (Kretz & Teufel, 2006, S. 290)

Die Suchterkrankungen werden mittels der zwei Klassifikationssysteme ICD-10 (10. Auflage der Internationalen Klassifikation psychischer Störungen der WHO) und DSM-IV (4. Ausgabe des Diagnostic und Statistical Manual of Psychiatric Diseases) nach Substanzgruppen, wie Alkohol und Barbiturate, Tabak, Opioide, Cannabinoide, Sedativa, Hypnotika, Kokain, Amphetamine und andere Stimulanzien, Halluzinogene und flüchtige Lösungsmittel, differenziert (Heinz, Batra, Scherbaum & Gouzoulis-Mayfrank, 2012, S. 25).

2.3 Entstehung einer Sucht

Neben der biochemischen Entstehung einer Abhängigkeit, wie in 2.2 Theoretische Grundlagen beschrieben, bezieht sich die Entstehung einer stoffgebundenen oder einer stoffungebundenen Sucht auch auf das Zusammenwirken verschiedener Faktoren. Diese Diese Faktoren werden in drei Gruppen kategorisiert: biologischen, psychologischen oder sozialen Faktoren (Gross, 2016, S. 7).

Die psychologischen Faktoren beschreiben die individuellen Eigenschaften und die Selbstwahrnehmung. Vorerfahrungen und Persönlichkeitsmerkmale, wie zum Beispiel Impulsivität können zu einem Suchtverhalten beitragen. Die biologischen Faktoren beinhalten die Genetik wie auch die Toleranzbildung und Wirkung. Je nachdem wie prädisponiert eine Persönlichkeit ist, ist diese entsprechend anfälliger ein Suchtmittel zu gebrauchen. Ist das Rauscherlebnis positiv, steigen die Tendenz und der Drang zur ständigen Wiederholung. Hinzu kommen die sozialen Faktoren, die die soziale Bezugsgruppen und Interaktionsformen einschließen. Ist der Genuss eines Suchtmittels in der Familie oder des sozialen Umfelds akzeptiert, neigt eine prädisponierte Person eher dazu, diese auch zu konsumieren (Gross, 2016, S. 7).

Im Allgemeinen lässt sich keine generelle Ursache für ein Suchtverhalten diagnostizieren. Die Ursache für eine Abhängigkeit ist unterschiedlich und abhängig von den eigenen Ressourcen, um einer Sucht entgegen zu wirken oder den individuell ausgeprägten Faktoren, denen der Süchtige ausgesetzt ist.

2.4 Überblick der aktuellen Daten und Zahlen

Die Deutsche Suchthilfestatistik untersuchte die Häufigkeit der 2016 gestellten Diagnosen der Suchterkrankungen bei stationärer und ambulanter Behandlung. Dabei grenzte sich die Alkoholabhängigkeit, mit 68,8% stationärer und 48,9% ambulanter Diagnose, stark von den anderen Abhängigkeitsformen ab. Mit 9,2% stationärer und 17,8% ambulanter Diagnose, belegt die Cannabisabhängigkeit den zweiten Platz. Gefolgt von den Stimulanzien (stationär 6,8%, ambulant 6,9%) und Opioiden (stationär 5,2%, ambulant 13,7%). Das Schlusslicht bildet die Sucht nach Tabak, pathologischen Glücksspiel, Kokain, Sedativa und anderen psychotropen Substanzen. Das Alter der Süchtigen variiert zwischen den unterschiedlichen Abhängigkeitsformen. Cannabisabhängige sind durchschnittlich am jüngsten, wobei ein Alkoholabhängiger tendenziell in einem wesentlich höheren Alter ist. Die Geschlechterverteilung lag 2016 bei dem Dreifachen an Männern, die sich in einer Suchtbehandlung befanden (DSHS-Studie, 2017; zitiert nach Drogen- und Suchtbericht 2018, S. 15).

2.5 Suchtprävention

Die Sucht- und Drogenpolitik beschreibt die Suchtprävention mit der Funktion „die Gesundheit jedes Einzelnen zu fördern, riskanten Konsum zu vermeiden sowie Missbrauch und Abhängigkeit entgegenzuwirken" (Drogen- und Suchtbericht 2018, S. 10).

Zum einem soll über Beratungsstellen über die Gefahren aufgeklärt werden um problematischen Konsum zu verhindern. Damit soll eine gesundheitsförderliche Veränderung von Wissen, Einstellungen und Verhaltensweisen und Ressourcenstärkung bewirkt werden. Und zum anderen soll mittels Beratungs- und Behandlungsangebote möglich gemacht werden, aus dem Sog der Sucht frühestmöglich zu entkommen. Dies kann mit Früherkennung und Frühintervention erreicht werden (Drogen- und Suchtbericht 2018, S. 10-11).

Auch Maßnahmen zur Schadensminimierung, wie Drogenkonsumräume, wirken präventiv gegen eine Verschlechterung des gesundheitlichen und sozialen Zustandes des Suchtkranken. Desweiteren sind allgemeine Verbote, Angebotsregulierung und Strafverfolgung ein weiteres Mittel der Suchtprävention (Drogen- und Suchtbericht 2018, S. 10-11).

2.6 Konsequenzen für eine gesundheitsorientierte Beratung

Eine einheitliche gesundheitsorientierte Beratung, hinsichtlich des Schwerpunkts Sucht zu konzipieren, ist durch die vielen unterschiedlichen Suchterkrankungen schwierig. Jede Abhängigkeit trägt eine andere Ursache mit sich. Folglich ist es wichtig den Grund der Sucht in einer Beratung zu ermitteln.

Je nach Konsumgrund, ob Belastung, Stress, Ängste, Einsamkeit, Langeweile oder Gruppendruck, muss anders angesetzt werden (Conger, 1956, zitiert nach Grüsser & Thalemann, 2006).

Wichtig ist jedoch, dem Abhängigen frühzeitig zu signalisieren, dass er Unterstützung bekommt. Ziel einer Beratung ist Aufweisen des Fehlverhaltens des Betroffen. Anschließend sind die Erstellung eines Hilfeplans mit Zwischenzielen, und die Verbesserung der Fähigkeiten zum Selbstmanagement und eigenen Widerstandsressourcen wichtig, die mittels regelmäßigen Terminen kontrolliert und aufgebaut werden (Ballew & Mink, 1991, S. 71).

3 Gesundheitspsychologisches Beratungsgespräch

3.1 Gesundheitspsychologische Intentions- bzw. Zielbildung

Das Transtheoretische Modell von Prochaska und DiClemente (1984) beschreibt gesundheitsrelevante Verhaltensänderungen in einem dynamischen fünf Stufen Modell, den „Stage of Changes" beziehungsweise „Stufen der Verhaltensänderung" (Schwarzer, 2004, S. 86).

Die 30 jährige Mutter Frau Müller, die Teilzeit als Sekretärin arbeitet, befindet sich auf der zweiten Stufe, der „contemplation" beziehungsweise Absichtsbildung. Sie ist mit ihrer Figur unzufrieden und möchte ihr Gewicht reduzieren. Jedoch hat sie noch keine klare Vorstellung, wie sie dies umsetzen kann. Diese Einstellung definiert die zweite Stufe, in der eine Absicht Verhaltensänderung und ein Problembewusstsein sichtbar wird (Stage of Changes im Rahmen des TTM sowie Einstellungs- und Verhaltensaspekte in Abhängigkeit von deren Verlauf, modifiziert nach Knoll, Scholz & Rieckmann, S. 53-54).

Um Frau Müller aus Absichtsbildungsphase hinaus in die Intentions- und Zielbildungsphase zu führen werden kognitive Strategien zur Verhaltensänderung angewandt und nach den individuellen gesundheitspsychologische Ziele geforscht. In diesem Fall sind die Ziele von Frau Müller die Gewichtsreduktion und die damit einher gehende Verbesserung der sportlichen Aktivität und Umstelllung der Ernährung.

Damit aus Frau Müllers Wunsch ein Ziel wird muss der Berater das emotionale Erleben aktivieren. Das erreicht er, in dem er die frühere Vorliebe für Sport von Frau Müller erwähnt. Sie solle sich beispielsweise vorstellen, wie befreiend es früher war, Sport zu treiben. Oder der Berater lässt Frau Müller sich selbst als Person bewusst wahrnehmen, indem er ihr klar vor Augen führt, dass sie wieder in ihr Lieblingskleidungsstück passen kann und auch wird, mithilfe regelmäßiger und ausgewogener Ernährung und Sport. Die Neubewertung der eigenen Umwelt kann zudem auch helfen. Hier kann der Berater die Familie ansprechen, die momentanen eventuell unter Frau Müllers Unwohlsein mit ihrem Gewicht leidet, und eingeschränkter in der Urlaubs- und Freizeitplanung ist (z. B. Schwimmbadbesuche). So hat der Berater den ersten Schritte zur Verhaltensänderung hin zur Zielbildung getätigt (Zehn Strategien der Verhaltensänderung im Rahmen des TTMs für den Bereich Bewegung, modifiziert nach Schwarzer, 2004, S. 88).

Nun werden konkrete Pläne hinsichtlich Sport und Ernährung initiiert, mit denen Frau Müller ihr Ziel erreichen kann.

3.2 Erste Schritte der Beratung und Rolle des Beraters

Eine Beratung „ist eine Form zwischenmenschlicher Hilfe, bei der ein professioneller Berater eine kooperative und offene Beziehung zu einem [...] Klienten eingeht und vor allem im Gespräch versucht, den Klienten zu einer bewußteren Wahrnehmung seiner Probleme zu bringen" (von Aster et. al., 1981, S.23).

Demnach fungiert der Berater als Unterstützer und objektiver Richtungsführer für Lebenssituationen, in denen der Klient im Entscheiden oder Handeln bei gesundheitlichen Problemen blockiert ist. Er hilft dem Klient bei der Entwicklung der Zielsetzung, Verhaltensänderung und der Fähigkeit zur Problemlösung.

11

In der Beratung sind vor allem die ersten Schritte wichtig, da der erste Eindruck damit gewonnen wird. Diese zeichnen sich nach der organisatorischen und mentalen Vorbereitung des Beraters durch die erste Kontaktaufnahme aus. Wichtig ist, eine positive Wertschätzung, Sympathie und Vertrauen zum Berater und somit auch zum Unternehmen gleich zu Beginn aufzubauen (Schödel, 2005, S.45).

Hier zahlen äußere Eindrücke des Unternehmens und des Beraters, da der Klient dazu neigt von wesentlichen Merkmalen auf andere Kriterien zu schließen. Aus einem gepflegten Aussehen des Beraters schlussfolgert der Klient beispielsweise auf eine fachliche vertrauenswürdige Kompetenz des Beraters und auf ein ordentlich geführtes Unternehmen (Jung, 2006, S. 764).

Die persönliche Beziehungsebene während einer Beratung wird anschließend in einem Gespräch aufgebaut. Das Gespräch findet in einer sitzenden Position schräg zueinander mit 1,3 bis 2,3 Meter Abstand (Bänsch, 2006, S. 52).

Das Gespräch baut zu 7% auf das Fachwissen und zu 90% auf die Körpersprache und Tonalität, die eine aufrechte offene Körperhaltung meint, sowie eine entspannte und offen freundliche Mimik und Gestik. Damit soll der Klient Interesse, Vertrauen und Sympathie von Seiten des Beraters vermittelt bekommen (Bachwinkel & Sturtz, 2006, S. 18).

3.3 Gesprächsverlauf mit gesundheitspsychologischem Ansatz

Im Folgenden wird ein hypothetischer Gesprächsverlauf zwischen Frau Ohligs, einer leicht übergewichtigen, 43 Jahre alten Lehrerin, und einem Gesundheitsberater aufgezeigt. Beide sitzen schräg gegenüber in der Beratungs-Lounge.

Im Anschluss wird das Gespräch analysiert, indem die eingesetzten Werkzeuge und methodischen Vorgehensweisen dargestellt werden.

3.3.1 Gesprächsverlauf

Berater: Guten Morgen, mein Name ist Frau Claudia Fischer, Ihre Beraterin.

Frau Ohligs: Guten Morgen, ich bin Frau Ohligs.

Berater: Ich werde heute mit Ihnen ein Beratungsgespräch führen und Ihnen anschließend unser Gesundheits- und Fitnesszentrum zeigen.

Frau Ohligs: Ja gerne.

Berater: Was führt sie denn heute zu uns?

Frau Ohligs: Ich wollte mich mal über Ihr Angebot informieren. Ich hab mir
vorgenommen mein Leben etwas um zu stellen.

Berater: Was wollen Sie denn ändern?

Frau Ohligs: Naja, etwas mehr Sport treiben. Bisschen abnehmen wäre ganz schön.

Berater: Sie wollen also Gewicht reduzieren, wie viel wollen sie reduzieren?

Frau Ohligs: Ja, wir, also mein Mann und ich, wollen nächstes Jahr zu unserem
Hochzeitstag unsere Hochzeitsreise in Kalifornien wiederholen. Früher war ich
etwas schlanker, 15kg schlanker. Die würde ich gerne wieder loswerden.

Berater: Sie fühlen sich also momentan mit ihrem Gewicht unwohl. 15kg in einem Jahr
abzunehmen ist ein realistisches Ziel und umsetzbar. Was steht denn ihrem
Wunsch, Gewicht zu reduzieren, im Weg?

Frau Ohligs: Ich habe wenig Zeit für Sport. Ich arbeite als Grundschullehrerin von
morgens bis nachmittags, danach bereite ich meist den Unterricht für den kom-
menden Tag vor während, und abends knabbere ich dann mit meinem Mann bei
unserer Lieblingsserie Tatort Chips oder Kekse. Die Serie ist echt spannend.

Berater: Wie wird sich Ihre Situation denn weiterentwickeln, wenn Sie alles so weiter
führen wie bisher?

Frau Ohligs: Ich werde weiterhin zunehmen.

Frau Ohligs: Sie haben ja schon recht. Meine Ernährung lässt zu wünschen übrig und
ich werde davon auch nicht schlanker wenn ich, statt Sport zu machen, abends
auf der Couch entspanne. Aber ich bin manchmal so unmotiviert.

Berater: Kann Sie denn jemand bei Ihrem Änderungswunsch unterstützen?

Frau Ohligs: Meine Freundin trainiert hier und hat mir angeboten, dass ich mich mal
hier umschauen soll. Sie wäre begeistert, wenn ich hier mit ihr trainieren würde.

Berater: Das ist optimal. Wie oft könnten Sie sich denn vorstellen bei uns zu trainieren?

Frau Ohligs: Naja, zwei bis drei Mal die Woche abends kann ich das schon einrichten.

Berater: Das klingt schon mal nach einem Plan. Wie könnten Sie sich bei der
Umsetzung dabei motivieren?

Frau Ohligs: Meine Freundin geht regelmäßig alle zwei Tage die Woche trainieren. Ich
denke sie würde sich freuen wenn wir zusammen zum Sport fahren. Mit ihr ist es
immer lustig. Spart auch Benzin und ist gut für die Umwelt.

Berater: Könne Sie sich denn auch vorstellen, beim abendlichen Tatort schauen, die

Süßigkeiten und Knabbereien weg zu lassen?

Frau Ohligs: Wird schwer werden, da mein Mann auch gerne abends zur Snacktüte greift.

Berater: Wie wäre es mit einer gesünderen Alternative? Gemüse mit Dip oder einem Apfel?

Frau Ohligs: Das hört sich doch gut an. Sowas könnte ich mir vorstellen. Einen Abend ohne was zum Knabbern ist für mich nichts. Aber mit der Alternative könnte ich mich definitiv anfreunden. Ich esse gerne Gemüse und Obst.

Berater: Was wäre denn dabei Ihr erstes großes Zwischenziel?

Frau Ohligs: Die ersten fünf Kilo. Danach die nächsten fünf. Bis es nur noch um die letzten fünf Kilos geht.

Berater: Wie belohnen Sie sich dann?

Frau Ohligs: Mit meiner Freundin neue Kleidungstücke anprobieren und kaufen gehen. Das habe ich schon lange nicht mehr gemacht. Ich traue mich nicht nach Kleidung in meinen Lieblingsgeschäften zu schauen, beziehungsweise nach größeren Größen zu fragen. Darauf freue ich mich schon. Und am Ende frage ich nach einem Bikini und überrasche meinen Mann.

Berater: Das hört sich fantastisch an. Mit drei Mal Training die Woche und mit einem neuen Ernährungsplan werden wir Ihr Ziel in Angriff nehmen und umsetzen. Binden Sie ihre Freundin in Ihren neuen Plan mit ein und verabreden sich zum Training. Zusammen mit dem Ernährungsplan, den wir für Sie erstellen, Durchhaltevermögen und Disziplin können Sie ihr Ziel erreichen. Wir helfen Ihnen dabei Ihre Bikini-Figur wieder zu erlangen.

Frau Ohligs: Das ist ein Plan. Ich freue mich darauf, endlich was dafür tun zu können. Wann kann ich starten?

3.3.2 Methodische Vorgehensweise und eingesetzte Werkzeuge

Im Gespräch mit Frau Ohligs wurden die Phasen der Verhaltensänderung sichtbar. Die Phasen der Verhaltensänderung setzten sich aus drei Abschnitten zusammen. Der erste Teil ist die Phase der Intervention. Hier wird das Rubikon überschritten und ein individuelles wirksames Ziel wird erforscht. Die zweite Phase, die präaktionale Volitionsphase, definiert sich mit der Entscheidung zum Handlungsbeginn und der Erarbeitung von Handlungsstrategien und der Erhöhung der Selbstwirksamkeit. In der dritten

Phase kommt es zur aktionalen Volitionsphase, in der das neue Verhalten ausgeführt, bewertet und stabilisiert wird (Heckenhausen und Gollwitzer, 1987, S. 101-120).

Mithilfe von gesundheitsbezogenen pädagogisch-psychologischen Interventionen, ist es dem Berater, hier in dem Beispiel Frau Fischer, gelungen, die Klientin von der Phase der Intention, in die Phase der präaktionalen Volition zu bringen.

Anhand der methodischen Gesprächsführung konnte der Berater individuell auf Frau Ohligs eingehen und ihre Beweggründe ausfindig machen. Dies erreichte er mit einer Reihe an offen gestellten Fragen, sodass er Frau Ohligs Redefluss aufrecht erhielt, und Informationen für Gesprächsansätze bekam. Zusätzlich erfragte der Berater die Hindernisse, die Frau Ohligs von ihrem Ziel abhielten. Hier kristallisierte sich heraus, dass sie unmotiviert ist und Prioritäten falsch setzt. Erst mit der eigenen Selbstreflexion und den Folgen der Beibehaltung des destruktiven und gesundheitsschädlichen Verhaltens, konnte der Berater ein tieferes Problembewusstsein durch kognitiv-emotionale Prozesse schaffen. Mit der Erfragung der Hindernisse ergaben sich auch mögliche Ansatzpunkte zur Ressourcennutzung. Da Frau Ohligs alleine keine Motivation zum Sport hat, ist die Einbringung einer sekundären Person und Routine sehr wichtig. Durch die Freundin, die sich regelmäßig sportlich betätigt und Frau Ohligs zum Sport mitnehmen soll, wird das Thema Sport mit einem positiven Gefühl von Freundschaft, Spaß und Motivation verknüpft. Die soziale Unterstützung und Ressourcennutzung unterstützt so die Intentionsbildung zur Gewichtsreduktion.

Ist das Ziel klar definiert und dem Klient auch bewusst, und eine Absicht zur Verhaltensänderung erkennbar, geht er in die Phase der präaktionalen Volition über. Im Bezug zum Szenario ist Frau Ohligs sich ihres Problems des leichten Übergewichts bewusst und will ihr Verhalten aktiv verändern. Somit befindet sie sich in der zweiten Stufe der Verhaltensänderung.

Nun ist das Ziel des Beraters die Klientin, mittels eines konkreten Handlungsplans und der Erhöhung der Selbstwirksamkeitserwartung, zur aktionalen Volitionsphase zu geleiten. Durch die Nutzung der unterschiedlichen verbalen Werkzeuge kann dies erreicht werden.

Bei Frau Ohligs wurden zunächst die Handlungsfelder erfragt, wie oft sie sich denn vorstellen könne zu trainieren, ebenso wie der zeitliche Rahmen. Mit der Einbindung der

Freundin, mit der sie abends zum Sport fahren kann, ist die Einhaltung der Verhaltensänderung wahrscheinlicher, da die Freundin eine Unterstützungs- und Motivationsquelle
ist. Hinzu kommt, dass aufgrund der abendlich festgelegten Zeit und der Fahrgemein-
schaft schon ein festes Zeitmanagement und ein Plan zur Organisation erfragt und fest-
gelegt wurden. Die Verwendung der Werkzeuge des Zeitmanagement und der Handlungsfelder ist ausschlaggebend für den Übergang in die nächste Phase.

Um die Ergebniserwartung und Selbstwirksamkeit anzuregen, wird anschließend mittels
eines Verstärkerplans gearbeitet. Der Belohnungsplan mit Zwischenziel-Belohnungen
erhöht die Wahrscheinlichkeit, der Ausführung des sportlichen Vorhabens und macht
das Ziel wesentlich greifbarer für Frau Ohligs.

Auch das abendliche Bedürfnis nach Snacks, konnte der Berater gut mit einer gesünderen Alternative verknüpfen. Diese Veränderung der Verhaltensmuster zielt nicht darauf
ab, die mittlerweile stark ausgebildeten Gewohnheiten auszulöschen, sondern darauf,
eine Ersatzbefriedigung zu suchen. Die gesunde Snack Alternative kann auch maßgeb-
lich den gesamten Ablauf beeinflussen. Wenn durch die anfänglich meist schwierige
Umstellung erste Gewichtreduktionen sichtbar werden, kann sich ein positives Gefühl
im Bezug zur gesamten gesunden Ernährung einstellen. Damit ist die Klientin motiviert
ihre Veränderung in ihrem Verhaltensmuster weiter bei zu behalten und auch verstärkt
auf gesunde Ernährung zu achten. Die Selbstwirksamkeit wird hier ebenfalls gestärkt.
Mit der Erstellung eines konkreten Ernährungsplans und Trainingsplans, der die Ziele
von Frau Ohligs klar voran setzt, und der nun erhöhten Selbstwirksamkeitserwartung
der Klientin, begibt sie sich nun in die aktionale Volitionsphase. Hier werden die Pläne
in Handlungen umgesetzt.

Mit anschließenden Kontrollen, wie Check-Ups und Ernährungs- und Trainingsplanan-
passungen, Unterstützung und Motivierung als Verstärker, wird die Handlung zielfüh-
rend fortgesetzt und stabilisiert, sodass Frau Ohligs die Gewichtsreduktion von 15kg
erreicht. Und darüber hinaus, dass sie weiterhin eine gesundheitsorientierte Verhaltens
weise beibehält.

4 Literaturverzeichnis

Aster, S., Ayllon, T., Blöschl, L., Breuninger, H., Bruch, M., Burns, D. et. al. (1981).
Psychotherapie-Manual. Sammlung psychotherapeutischer Techniken und Einzelverfahren (1. Aufl.). Berlin Heidelberg: Springer Verlag.

Bachwinkel, H. & Sturtz, P. (2006). Telefonieren. *Professionelle Gesprächstechniken* (2. überarb. Aufl.). Freiburg im Breisgau: Haufe-Lexware.

Bänsch, A. (2006). *Verkaufspsychologie und Verkaufstechnik* (8. überarb. Aufl.). München: R. Oldenbourg Verlag.

Ballew, J. R.; Mink, G. (1991). *Was ist Case Management? Unterstützung fallweise. Case Management in der Sozialarbeit.* Freiburg im Breisgau: Lambertus.

Bandura, A. (1977): *Self-efficacy. Toward a unifying theory of behavioral change.* (Psychological Review, Heft 84). Kalifornien: Department of Psychology Stanford University.

Bundesministerium für Gesundheit (2018). *Drogen und Sucht.* Zugriff am 19.03.2019. Verfügbar unter https://www.bundesgesundheitsministerium.de/ministerium/ressortforschung/krankheitsvermeidung-und-bekaempfung/drogen-und-sucht.html

Die Drogenbeauftragte der Bundesregierung Bundesministerium für Gesundheit (2018). *Drogen- und Suchtbericht.* Zugriff am 18.03.2019. Verfügbar unter https://www.drogenbeauftragte.de/fileadmin/dateien-dba/Drogenbeauftragte/Drogen_und_Suchtbericht/pdf/DSB-2018.pdf

Dohnke, B., Müller-Fahrnow, W. & Knäuper, B. (2006). Der Einfluss von Ergebnis- und Selbstwirksamkeitserwartungen auf die Ergebnisse einer Rehabilitation nach Hüftgelenkersatz. *Zeitschrift für Gesundheitspsychologie*, 14 (1), 11-20.

Fuchs, R. Schwarzer, R. (1994). Selbstwirksamkeit zur sportlichen Aktivität. Reliabilität und Validität eines neuen Meßinstruments. *Zeitschrift für Differentielle und Diagnostische Psychologie*, 15 (1), S. 141-154.

Gross, W. (2016). *Was sie schon immer über Sucht wissen sollten* (1. Aufl.). Berlin Heidelberg: Springer Verlag.

Grüsser, S., Thalemann, C. (2006). *Verhaltenssucht. Diagnostik, Therapie, Forschung*

(1. Aufl.). Göttingen: Hogrefe.

Heckhausen, H. & Gollwitzer, P. (1987). Thought contents and cognitive functioning in motivational versus volitional states of mind. *Motivation and Emotion, 11 (1)*, S. 101–120.

Heinz, A., Batra, A., Scherbaum, N., Gouzoulis-Mayfrank, E., Lutz, U., Mörsen, C. et. al. (2012). *Neurobiologie der Abhängigkeit. Grundlagen und Konsequenzen für Diagnose und Therapie von Suchterkrankungen* (1. Aufl.). Stuttgart: Verlag W. Kohlhammer.

Jerusalem, M. & Hopf, D. (2002). Selbstwirksamkeit und Motivationsprozesse in Bildungsinstitutionen. *Zeitschrift für Pädagogik*, 44 (1), S. 1-214.

Jung, H. (2006). *Personalwirtschaft* (7. überarb. Aufl.). München: R. Oldenbourg Verlag.

Kretz, F. & Teufel, F. (2006). *Anästhesie und Intensivmedizin* (1. Aufl.). Heidelberg: Springer Verlag.

Knoll, N., Scholz, U., Rieckmann, N. (2016). *Einführung Gesundheitspsychologie* (4. überarb. Auflage). Stuttgart: UTB Verlag.

Schödel, S. (2005). *Wechselwirkung zwischen Kultur, Vertrauen und Management. Am Beispiel Japans und Deutschlands* (1. Aufl.). Wiesbaden: Deutscher Universitätsverlag.

Schneider, J. & Rief, W. (2007). Selbstwirksamkeitserwartungen und Therapieerfolge bei Patienten mit anhaltender somatoformer Schmerzstörung (ICD-10: F45.4). *Zeitschrift für Klinische Psychologie und Psychotherapie*, 36 (1), 46-56.

Schwarzer, R. (1998). Self-Science. Das Trainingsprogramm zur Selbstführung von Lehrern. *Zeitschrift für Lernforschung*, 2 (1), S. 158-172.

Schwarzer, R. (2004). *Psychologie des Gesundheitsverhaltens. Einführung in die Gesundheitspsychologie* (3. überarb. Auflage) Göttingen: Hogrefe.

5 Abbildungs- und Tabellenverzeichnis

5.1 Abbildungsverzeichnis

5.2 Tabellenverzeichnis

BEI GRIN MACHT SICH IHR WISSEN BEZAHLT

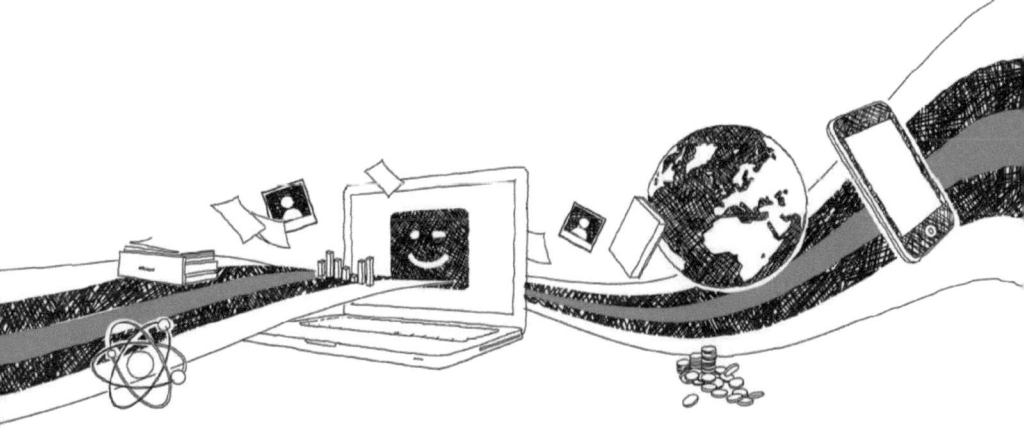

- Wir veröffentlichen Ihre Hausarbeit,
  Bachelor- und Masterarbeit

- Ihr eigenes eBook und Buch -
  weltweit in allen wichtigen Shops

- Verdienen Sie an jedem Verkauf

Jetzt bei www.GRIN.com hochladen
und kostenlos publizieren

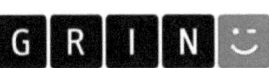